AF465549

ÉTUDE

SUR LES

PANSEMENTS DES PLAIES

ET L'HYGIÈNE DES BLESSÉS

OU LA PROPHYLAXIE DE LA SEPTICÉMIE CHIRURGICALE

Discours prononcé à la séance solennelle de rentrée et de distribution des prix de l'École préparatoire de Médecine et de Pharmacie d'Angers, le mardi 5 novembre 1878,

PAR

LE Dr LOUIS VASLIN

PROFESSEUR SUPPLÉANT DES CHAIRES DE CHIRURGIE,
LAURÉAT DE L'INSTITUT ET DE LA SOCIÉTÉ DE CHIRURGIE DE PARIS.

ANGERS

GERMAIN ET G. GRASSIN, IMP.-LIB., RUE SAINT-LAUD
SUCCESSEURS DE E. BARASSÉ.

1878

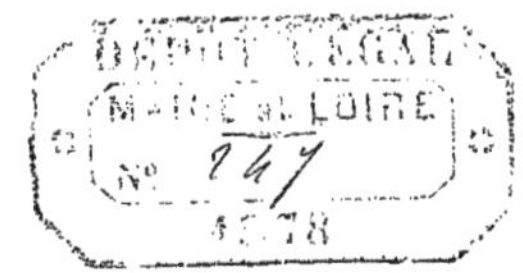

ÉTUDE

SUR LES

PANSEMENTS DES PLAIES

ET L'HYGIÈNE DES BLESSÉS

OU LA PROPHYLAXIE DE LA SEPTICÉMIE CHIRURGICALE

Discours prononcé à la séance solennelle de rentrée et de distribution des prix de l'École préparatoire de Médecine et de Pharmacie d'Angers, le mardi 5 novembre 1878,

BIBLIOTHÈQUE NATIONALE RF IMPRIMÉS

PAR

LE Dr LOUIS VASLIN

PROFESSEUR SUPPLÉANT DES CHAIRES DE CHIRURGIE,
LAURÉAT DE L'INSTITUT ET DE LA SOCIÉTÉ DE CHIRURGIE DE PARIS.

ANGERS

GERMAIN ET G. GRASSIN, IMP.-LIB., RUE SAINT-LAUD

SUCCESSEURS DE E. BARASSÉ.

1878

Te 45 18

Monsieur l'Inspecteur,

Messieurs,

Cette séance solennelle, dont le but principal est de récompenser les plus méritants d'entre vous, est aussi consacrée pour vos professeurs à une leçon d'ouverture.

L'honneur de prendre la parole m'étant dévolu, mon choix, parmi les matières que j'ai à enseigner, s'est porté sur un sujet avec lequel nous sommes presque tous familiarisés, je veux parler des premiers soins à donner aux blessés, ou pour mieux dire, des pansements des plaies et de l'hygiène des blessés.

Après tous les travaux publiés sur cette question, en commençant par la fameuse édition de la méthode curative des plaies d'Ambroise Paré, parue en 1552, il semblerait que la chirurgie aurait dû formuler ses derniers préceptes sur ces premiers éléments. Il n'en est rien ; vous entendez encore les échos des débats vifs et passionnés qu'ont soulevés au sein des sociétés savantes les divers modes de pansement des plaies. A l'attrait de l'actualité ce sujet joint l'intérêt pratique, que doivent y attacher non-seulement ceux qui ont déjà l'expérience, mais encore ceux qui sont au seuil de leur carrière, car dès leur entrée dans les salles de l'Hôtel-Dieu, ils sont appelés à panser les plaies.

Parmi les blessés soumis à votre observation et confiés à vos soins, les uns guérissent de leurs plaies, sans accidents, c'est-à-dire, que le travail de réparation s'effectue régulièrement. Chez d'autres la guérison est momentanément retardée par des complications légères, telles que lymphangite passagère, eresypèle benin. Dans une troisième catégorie, des troubles mortels surviennent; le blessé est pris de frissons et d'un ensemble de symptômes thyphoïdes qui l'emportent plus ou moins rapidement. Vous entendez prononcer les noms de septicémie aigue, infection purulente, infection putride, typhus chirurgical. On accuse les produits de la suppuration d'avoir occasionné la mort. A défaut d'explication du côté de la plaie on voit dans l'altération de l'air par des miasmes, la cause du décès.

C'est vous dire, Messieurs, que le blessé est exposé à périr :

Par les produits septiques qui se forment dans la plaie ;

Par les produits délétères qui germent autour de lui dans l'air qu'il respire.

Toute l'attention des chirurgiens est particulièrement attirée, depuis quelques années, sur les moyens de protéger le blessé contre cette double source d'intoxication.

Exposer la doctrine de la septicémie chirurgicale et la manière de la prévenir, telle est la tâche que je me propose de remplir.

I

Historique. — L'étude de l'altération du sang, par les matières putrides, septiques et miasmatiques, ne remonte pas au-delà du commencement de ce siècle. Ce n'est qu'en 1822, qu'apparaissent sur ce sujet les premiers travaux. A cette époque Gaspard publie ses remarquables recherches sur l'absorption des substances putrides. Bouillaud en 1826 y consacre plusieurs chapitres dans son Traité des fièvres.

Plus tard, Leuret et Trousseau apportent leur part d'observation. Viennent ensuite les publications savantes de Ribes, Dance, Maréchal et Darcet.

Sedillot en 1849, dans son excellent Traité sur l'infection purulente, a envisagé la question sous toutes ses faces.

Récemment en France, Pasteur, Davaine, Coze, Feltz, Verneuil, Gosselin, ont édité leurs brillants travaux sur la septicémie.

En Allemagne, Wirchow, Billroth, Panum et Bergmann, physiologistes et micrographes éminents, se sont livrés à des études très-approfondies sur cette matière et ont émis des théories qui font école.

Essentiellement française à son début, la question de la septicémie a été reprise par les Allemands dans ces dernières années; mais nous nous associons au professeur Bouillaud, pour revendiquer au profit de la science française, les principales découvertes faites dans cet ordre d'idées.

Définition, division. — Sous le nom de septicémie chirurgicale, nous comprenons les accidents généraux consécutifs aux traumatismes, qualifiés d'infection purulente, d'infection putride, de septicémie suraiguë, de typhus

*

chirurgical. Ces accidents surviennent chez les blessés, pendant les premiers jours, les premières semaines de la suppuration et quelquefois plus tard. Ils sont produits par l'introduction dans le sang de matières putrides ou septiques invisibles et insaisissables.

Ces substances septiques peuvent se développer dans la plaie et sont résorbées, c'est la *septicémie autochthone;* le blessé s'intoxique lui-même, il secrète le poison et se l'inocule.

Les substances septiques peuvent naître en dehors du blessé dans le milieu ambiant et sont absorbées. C'est la *septicémie hétérochthone*, les blessés s'empoisonnent entre eux par l'intermédiaire de l'air, dans lequel ils vivent et qu'ils vicient.

Est-ce à dire que ces deux modes d'intoxication agissent séparément, à l'exclusion l'un de l'autre : assurément non. Nous les voyons le plus souvent allier leur funeste action. J'établis cette division, parce que chaque source d'infection nécessite une étude distincte.

§ Iᵉ. — Septicémie autochthone. — Dans la septicémie autochthone, le principe morbide se développe dans la plaie, passe dans le sang et l'altère au point de le rendre impropre à la vie.

Que survient-il dans la plaie pour enfanter de si terribles conséquences ?

Toute lésion traumatique étendue, abandonnée à elle-même, présente, depuis le moment de sa production jusqu'à celui de sa terminaison, une série de phénomènes qui se succèdent dans un ordre déterminé, dans des proportions définies : ils sont normaux, indispensables. En voici la liste sommaire : écartement des bords de la plaie, — ouverture des cavités contenant des fluides, — lésion des nerfs, — hémostase spontanée, — travail de réparation qui se compose d'actes multiples et successifs, — neoplasie conjonctive et suppuration.

Dans le cours de ce processus se passent deux phénomènes importants. Par le fait de la solution de continuité, les éléments anatomiques se trouvent exposés au contact des substances organiques ou inorganiques, qui exercent sur eux une action délétère et en déterminent presque fatalement la mortification. Outre ces tissus nécrosés, nous voyons se former à la surface de la plaie, une couche liquide à laquelle on a donné le nom de pus. L'action de l'air, sur ce mélange de pus et de débris organiques déjà décomposés, peut engendrer le phénomène de la fermentation putride ou de la putréfaction. Si à ces produits désormais putrides nous ajoutons les corps qui servent à certains pansements, nous constatons que la plaie est parfois en contact avec des matières septiques et qu'elle baigne dans une suppuration infectieuse.

Quels sont les caractères de la suppuration infectieuse? Le pus louable et de bonne nature se compose de deux parties : l'une liquide constituée par le sérum, l'autre solide formée par les globules blancs. A côté de ces éléments la fermentation putride en fait naître d'autres. Ce sont des produits, tels que le carbonate d'ammoniaque, le sulfhydrate d'ammoniaque, l'hydrogène sulfuré, l'acide butyrique et principalement des éléments figurés appelés bactéries ou vibrions, petits corpuscules mesurant six millièmes de millimètre de largeur et quatre millièmes de millimètre de longueur.

Le pus ainsi altéré, peut provoquer des accidents septicémiques foudroyants. Davaine, dans ses célèbres expériences rapportées à l'Académie, a tué en quelques secondes des cobayes, en leur injectant dans le système veineux, un quart de goutte de pus putréfié et contenant une grande quantité de bactéries.

Cependant on s'est demandé là où siégeait l'agent septique dans la suppuration infectieuse. Des expériences nombreuses ayant démontré l'innocuité du sérum et des globules du pus de bonne nature injectés séparément, les investigations se sont dirigées sur les nouveaux éléments, nés de la fermentation putride du liquide purulent.

Gaspard, Claude Bernard, et en dernier lieu Billroth, ont fait chez les animaux des injections d'hydrogène sulfuré, de sulfhydrate et de carbonate d'ammoniaque ; ils ont réussi à déterminer des effets toxiques spéciaux, mais non ceux de l'intoxication septicémique.

Coze et Feltz considéraient les bactéries comme agents essentiels dans la production de la septicémie. Cette hypothèse est renversée par l'apparition des manifestations pyohémiques, à la suite d'injections dans les veines, du pus infectieux soumis à une température de cent degrés. Or il est démontré, depuis les dernières études de Davaine, que les bactéries ne résistent pas à une température de cinquante-cinq degrés centigrades.

On est donc amené à conclure, que l'action toxique de la suppuration infectieuse n'est pas due à un corps simple, mais à une substance de composition et de nature complexe. Voulant la bien connaître, les Allemands se sont livrés à de nombreuses et patientes recherches. Panum les a le mieux résumées. On peut regarder les conclusions suivantes sur l'essence du poison septique, comme les plus rationnelles et les plus conformes à la vérité.

La *sepsine*, c'est le nom donné au principe toxique renfermé dans la suppuration infectieuse, n'est pas volatile : elle est fixe et reste parmi les résidus de la distillation.

La coction prolongée pendant onze heures n'arrive pas à la détruire, pas plus que l'évaporation.

Elle est soluble dans l'eau. Les substances albuminoïdes contenues dans la sérosité du pus la tiennent en suspension.

On ne peut comparer l'intensité d'action de la sepsine, qu'au curare et aux alcaloïdes végétaux. Douze milligrammes, après avoir été soumis à la cuisson, à la dessication, suffisent pour tuer un chien de forte taille.

Ces terribles effets de la sepsine ne nous sont-ils pas révélés trop souvent par les accidents rapidement mortels, qui succèdent aux piqûres faites avec des instruments employés aux pansements ou aux dissections de plaies ayant engendré la septicémie.

Sans vouloir discuter ici si la sepsine doit être considérée plutôt comme un virus que comme un poison, nous nous empressons d'observer que, dans bien des circonstances, on a pu combattre avantageusement les troubles dus à un commencement de résorption des produits septiques, en désinfectant les plaies, en favorisant l'écoulement du pus, et en changeant le blessé de milieu.

Un double fait clinique important se dégage donc des intéressantes recherches faites en vue de découvrir le véritable agent toxique de la suppuration infectieuse : c'est qu'il est en notre pouvoir non-seulement d'arrêter l'invasion des accidents septicémiques, mais encore d'empêcher la fermentation putride et la formation de la sepsine, cela grâce à des moyens d'action sur la plaie et l'air ; ce dont nous nous occuperons ultérieurement.

Par quelles voies le poison septique peut-il pénétrer dans l'économie ?

Si la sepsine était diffusible, inutile de rechercher les voies d'absorption.

Si les éléments figurés, bactéries et vibrions, en formaient la partie importante, on s'expliquerait encore, par les mouvements de ces infusoires, leur pénétration dans l'organisme.

Si elle est de nature moléculaire, opinion généralement

admise, son introduction dans le sang n'a pas d'autre chemin que la plaie.

La coïncidence entre l'apparition de certains accidents septicémiques et la sécheresse de la plaie était connue des anciens. Ils avaient désigné ce phénomène sous le nom de *repercussion* et établi entre le développement des troubles morbides et la dessication de la plaie, une relation de cause à effet, qui n'est pas toujours exacte.

L'expérimentation a démontré que les plaies sont douées de la faculté d'absorber. La science a enregistré les travaux de Laugier sur ce sujet. Nous nous contenterons de rapporter les expériences les plus récentes.

I. — On ampute une grenouille et on la place dans un bocal d'eau colorée de carmin ; le lendemain les cellules de nouvelle formation sont teintes en rouge.

II. — Billroth répand chez un chien, sur une plaie bien granuleuse, du carmin finement pulvérisé. Au bout de deux jours, la plaie est colorée en rouge, bien qu'il n'eût fait aucune nouvelle application de carmin. Il coupe un morceau de la surface de la plaie et le soumet à des lavages repétés sans arriver à lui enlever sa coloration. Le microscope démontre que le carmin est exclusivement renfermé dans les cellules et qu'il forme des traînées profondes s'insinuant dans les parois des gros vaisseaux. N'est-ce pas là la voie suivie par les matières septiques ?

III. — Demarquay a renouvelé ces expériences avec de l'iode et a constaté que l'absorption s'opérait au bout de sept à huit jours, lorsque la plaie était parfaitement organisée.

Recherchons maintenant quelle est la part respective que prennent les vaisseaux dans le pouvoir absordant des plaies.

D'abord quel est le rôle des lymphatiques ?

Billroth et son école regardent les lymphatiques comme la voie presque unique, que suivent les substances septiques, pour pénétrer dans le sang. Ils s'appuient sur les travaux de Reclinghausen, qui a prouvé que les extrémités des lymphatiques s'ouvrent directement dans les espaces cellulaires et sur quelques faits cliniques, tels que la présence du cinabre dans les ganglions axillaires après le tatouage, le fréquent engorgement ganglionnaire au voisinage d'un foyer putride.

L'absorption par les lymhatiques est incontestable; l'observation suivante empruntée à la clinique du professeur Verneuil ne laisse aucun doute.

Un blessé entre dans son service, atteint d'une angioleucite interne de la jambe gauche, consécutivement à une plaie, située au niveau de la malléole interne, pansée avec des graines de tabac et exhalant une odeur repoussante. Le malade présente un tremblement de tout le corps, la face est vultueuse, l'œil hagard, la langue sèche, la soif vive, il existe du délire. — Les troubles locaux et généraux s'aggravent rapidement. La lymphangite remonte par une traînée rouge à la face interne de la cuisse jusqu'au pli de l'aine. On fait quelques scarrifications qui donnent issue à un sang noirâtre sans pus. Le délire devient violent, la respiration haletante, le pouls très-fréquent et insensible. Le blessé succombe le troisième jour. A l'autopsie on trouve une congestion des principaux organes thoraciques et abdominaux. Les vaisseaux veineux de la jambe malade sont intacts, mais les lymphatiques et les ganglions inguinaux sont vivement injectés ainsi que la portion de séreuse péritonéale qui les avoisine.

La plupart des observateurs considérant la lenteur de la circulation lymphatique et les nombreux obstacles qu'elle a à surmonter, comparés à la rapidité de l'invasion de certains accidents, s'accordent à regarder le système veineux comme le principal canal introducteur du poison septique.

L'absorption directe par les veines a été démontrée par diverses expériences qu'il est important de rappeler.

Bichat isole sur une certaine étendue l'artère et la veine d'un membre, en ayant soin de couper tous les autres liens qui l'unissent au tronc. Une substance toxique est introduite dans le tissu cellulaire et l'animal ne tarde pas à présenter des symptômes d'empoisonnement.

Les recherches de Conheim ont démontré la possibilité du passage des globules blancs du sang à travers les parois vasculaires; le fait a semblé tellement évident, qu'il n'a pas hésité à baser sur lui, une nouvelle théorie de la suppuration.

Dans un travail plus récent, Lortet a prouvé que les granulations moléculaires, virulentes ou autres, peuvent à l'aide de leurs mouvements browniens, comme les leucocytes, au moyen de leurs mouvements amiboïdes traverser les surfaces intactes; en sorte que, admettant la nature moléculaire du poison septique, on comprend son accès dans le système veineux.

Sa pénétration est possible non-seulemennt à travers les parois vasculaires, mais encore à travers le thrombus, coagulation sanguine intra-veineuse que l'on regardait autrefois comme une barrière infranchissable.

Les derniers travaux micrographiques sur l'organisation du thrombus ont revélé sa perméabilité par les substances avec lesquelles il est en contact. Reclinghausen met le fait hors de doute par l'expérience suivante.

Il comprend entre deux ligatures une veine, dans l'étendue d'un pouce environ, répand du carmin dans la plaie et suture la peau. Il se forme autour de la veine des globules de pus colorés par le carmin et, à l'ouverture du vaisseau, on trouve le thrombus parsemé de globules purulents teints en rouge.

Nous verrons que les lésions osseuses prédisposent d'une manière spéciale à l'absorption des produits septiques. Frappés de la fréquence insolite des accidents septicémiques à la suite de plaies des os, on a cherché l'explication de ces phénomènes.

Cruveilhier coupe la cuisse d'un chien à la partie moyenne et injecte du mercure dans la cavité de l'os. L'animal meurt au bout de quelques jours. La matière injectée est retrouvée dans les veines principales de l'organe médullaire, dans celles du membre sur lequel on a opéré, dans la veine cave inférieure, dans le foie et le poumon où elle est rassemblée sous forme de petits globules de volume variable.

Ollier, en injectant dans la cavité médullaire du femur dix gouttes d'une solution concentrée de cyanure de potassium, a vu les lapins périr en dix et vingt secondes. La même quantité de liquide introduite dans le foie, le poumon, la cavité péritonéale, n'occasionnait pas la mort des animaux.

Busch, physiologiste allemand, voulant aussi élucider la question, a expérimenté sur des chiens et des lapins. Il enlève la moelle des os et la remplace par de l'huile colorée avec du cinabre. Au bout d'un temps très-court (quelques minutes dans certaines expériences), il trouve des embolies graisseuses colorées dans les poumons. Pour ce physiologiste, l'absorption se fait principalement par les veines et secondairement par les lymphatiques. Il a également constaté, que le degré de pression employé pour injecter l'huile dans la cavité médullaire avait une grande influence sur la rapidité de l'absorption. Il résulterait aussi de ses recherches, qu'un ébranlement et une contusion violents de la moelle osseuse établiraient une communication directe entre la cavité médullaire et le système circulatoire; bientôt les faits cliniques nous permettront d'apprécier la valeur de ces remarquables études.

Nous pouvons conclure désormais que les veines sont les principaux agents de l'absorption et que les lympha-

**

tiques ne servent que secondairement à faire pénétrer les substances septiques dans l'organisme.

Cependant la présence de matières putrides à la surface des plaies ne suffit pas pour la production d'accidents septicémiques. Car on voit tous les jours des ulcères variqueux, mal soignés, contenant des parties gangrenées, remplis d'infusoires et répandant une odeur fétide, sans qu'il soit possible d'observer le moindre symptôme d'intoxication. Cela tient sans doute à ce que la surface granuleuse est une surface de protection, tout comme la membrane pyogénique qui circonscrit les abcès. Ce fait est démontré par l'expérience suivante de Billroth.

Il fait une large plaie sur le dos d'un chien et, quand elle est bien granuleuse, il la panse deux fois par jour avec des substances putrides et du pus altéré. La plaie ne change pas d'aspect, le chien ne semble pas s'en apercevoir, il n'y a aucune élévation de température. La même expérience donna des résultats semblables sur un second animal : mais celui-ci lécha sa plaie et fit tomber son pansement, on retint alors la charpie au moyen d'une suture faite sur les bords de la surface bourgeonnante. Aussitôt survinrent de l'œdème de la plaie, de l'élévation de température, dues sans aucun doute à l'absorption des substances septiques, par les trous de la suture. Il y a, comme on le voit, encore beaucoup d'inconnu dans les conditions qui favorisent l'absorption par la plaie ou y mettent obstacle. Toutefois nous devons retenir de ces derniers faits un enseignement pratique, celui de ne pas violenter la surface granuleuse d'une plaie, dans la crainte de la mettre dans des conditions favorables à la résorption.

Connaissant la nature du virus septique, les voies et le mécanisme de son absorption, il est temps d'aborder l'étude clinique et expérimentale de ses effets et de sa genèse.

L'intoxication septicémique se présente sous deux formes.

Parfois ses effets sont foudroyants, ils se montrent alors à la suite de violences considérables, se manifestent habituellement dans les premiers jours qui suivent le traumatisme et amènent la mort dans un temps qui varie de un à quinze jours. C'est la *septicémie suraiguë*. La plaie revêt une teinte grisâtre, l'écoulement est sanieux et fétide ; les blessés sont pris de frissons passagers et légers; cependant la fièvre devient intense, le pouls dur, la température très-élevée. Les dents se couvrent de fuliginosités, la langue est sèche et fendillée, les selles sont liquides et fétides, la respiration est fréquente et irrégulière, des hémorrhagies se produisent tantôt par la plaie, tantôt par les muqueuses. Au délire et à l'agitation concomitants de tous ces troubles, succèdent le coma, la prostration et la mort.

Ces accidents ataxo-adynamiques offrent la plus grande analogie avec ceux que l'on observe dans les fièvres graves.

Les lésions les plus fréquentes à l'autopsie sont l'altération du sang, la congestion pulmonaire, l'hypérémie et le ramollissement du foie et de la rate, les ecchymoses dans l'épaisseur des parois de l'estomac et de l'intestin grêle. Si, à l'exemple de Stisk et de Weber, on injecte dans la veine d'un chien une certaine quantité de pus extrait de la plaie, l'animal est pris de vomissements, de diarrhée, de frissons, de fièvre et de dyspnée, puis surviennent l'abattement, la stupeur, l'adynamie, les évacuations urinaires et alvines involontaires et la mort au bout de cinq à six heures. A l'autopsie on trouve le sang noirâtre, poisseux, les poumons engoués, et de nombreuses ecchymoses se remarquent sur l'estomac et les intestins.

Ordinairement, le sang une fois altéré par les substances septiques, l'économie tout entière prend l'aptitude à la suppuration et l'organisme fait du pus partout, aux dépens du sang contaminé. C'est la *septicémie chronique* (*l'infection purulente*), forme la plus commune des accidents septicémiques.

La pyohémie, à l'inverse de la septicémie suraiguë, se déclare quand la plaie est en pleine et bonne suppuration et quelquefois à la veille de sa fermeture. Le blessé est pris d'un frisson violent, caractéristique, suivi de sueurs profuses. Ces accès fébrils, à intermittence quelquefois assez franche, s'accompagnent de troubles généraux adynamiques, qui entraînent presque inévitablement la mort dans l'espace de 15 à 40 jours.

A l'autopsie on trouve des bactéries dans le sang, les globules rouges sont déformés et sans consistance, les globules blancs augmentés; des infarctus et des abcès métastatiques sont disséminés dans les principaux organes.

Billroth, par des injections répétées de pus pris chez des pyohémiques, a reproduit chez les animaux les symptômes et les lésions cadavériques de l'intoxication purulente.

Cet aperçu clinique, corroboré par la sanction expérimentale, nous révèle dans la septicémie, une infection générale qui détruit la vie dans tous les organes à la fois. Tantôt l'existence est anéantie en quelques jours par une décomposition subite du sang, tantôt et le plus souvent les fonctions vitales sont entravées par la purulence des tissus. Pourquoi cette diversité d'action? Le processus septicémique ne serait-il pas unique? La substance, que l'on désigne sous le nom de sepsine jouirait-elle de propriétés différentes? Cependant dans les pyréxies et les fièvres graves, qui offrent tant d'analogie avec la septicémie, ne voyons-nous pas l'agent septique de la fièvre typhoïde, de la scarlatine, le virus variolique diversifier leur symptomatologie, en conservant leur identité d'action.

Velpeau, dans ses leçons sur les accidents septicémiques, aimait à répéter cet aphorisme : « Une piqûre, c'est une porte ouverte à la mort. » On voit en effet, mais très-rarement, des blessures très-légères capables d'engendrer, par la formation de produits septiques, une terminaison fatale. Par cette hardiesse d'expression, le spirituel et savant professeur, avait pour but d'exciter la surveillance d'une plaie si minime qu'elle soit.

La septicémie ne survient que dans les plaies qui suppurent et ordinairement lorsque le traumatisme intéresse une grande étendue de parties molles ou celles-ci et le squelette.

La plaie est-elle superficielle et très-limitée ? la suppuration est restreinte, s'écoule facilement au dehors et n'est pas exposée à subir sur place la décomposition putride. La solution de continuité est-elle au contraire étendue, au point de comprendre dans sa profondeur un ou plusieurs os coupés ou broyés ? la suppuration est abondante, d'une issue difficile et constitue un foyer prédisposé aux phénomènes de la putréfaction.

Parmi les traumatismes susceptibles de se compliquer d'accidents septicémiques aigus ou chroniques, nous devons citer en première ligne les fractures accompagnées de plaies et les amputations.

Richet, dans un mémoire lu en 1846 à la Société de chirurgie, rapporte trois cas de fractures du maxillaire supérieur compliquées de plaies, observés dans les services de Bérard et Velpeau et suivis de mort. Dans ces trois cas, les blessés succombèrent, après avoir présenté tous les symptômes de l'intoxication putride aiguë, fétidité repoussante de la suppuration intra et extra-buccale, frissons, diarrhée, épistaxis et adynamie extrême.

Gosselin de son côté, dans un mémoire communiqué à la Société de chirurgie en 1855, insiste sur la gravité spéciale que peuvent présenter certaines fractures de l'extrémité inférieure du tibia et qu'il désigne sous le nom de fracture en V. Les sujets atteints de cette lésion furent pris, au bout de 24 et 48 heures, de frissons, de fièvre intense avec délire et teinte ictérique de la peau et moururent dans l'espace de quinze heures. Dans cette variété de fracture avec plaie, le fragmeut supérieur pénètre dans l'inférieur; la substance médullaire est plus écrasée et plus meurtrie et par suite plus apte à s'altérer consécutivement que dans la cassure transverse et oblique.

N'est-ce pas à l'ébranlement de la moelle et aux fêlures qui sillonnent le tissu compacte dans toute son épaisseur, que doivent être attribués l'osteo-myélite et la pyohémie, si fréquentes dans les fractures par coup de feu?

Dans les amputations suivies d'infection purulente, le phénomène précurseur de l'intoxication est souvent l'inflammation suppurative de la moelle, caractérisée par la saillie grisâtre qu'elle forme à l'orifice de section de l'étui médullaire, où elle est resserrée et étranglée.

L'excessive gravité de l'ostéo-périostite et de l'ostéo-myélite traumatique n'avait point échappé à Chassagnac. Dans un mémoire lu en 1853 à l'Académie des sciences, il caractérise ces deux affections des os longs du nom de typhus des membres.

Toutes ces complications observées au lit du blessé s'expliquent facilement, si nous nous reportons aux expériences de Cruvelhier, d'Ollier et de Busch. N'ont-ils pas démontré, que sous l'influence de contusion violente du système osseux, il se produisait une communication directe entre les veines et la substance médullaire et qu'il suffisait alors de l'injection d'une très-petite quantité de poison dans le canal médullaire, pour engendrer en très-peu de temps une intoxication mortelle. Suivant la remarque de Gosselin et Giraldès, la suppuration des éléments anatomiques de la moelle osseuse est très-apte à se putréfier; renfermée en outre dans la profondeur du tissu compacte et des parties molles, n'accomplit-elle pas là l'office des matières toxiques introduites artificiellement dans le canal médullaire.

Des accidents septicémiques, rapidement mortels, arrivent aussi dans certains cas de gangrène humide traumatique : ils surviennent quand la mortification est commmencée et que les liquides putrides sont formés, absorbés et mêlés au sang.

Le professeur Richet rapporte, dans ses leçons cliniques de la Pitié, le fait d'un empoisonnement putride qui emporta un blessé en 48 heures, à la suite du sphacèle de l'auriculaire gauche écrasé.

Raimbert communique, en août 1862, à la Société de chirurgie, le cas d'un jeune militaire atteint d'un coup de feu des parties molles sous la mâchoire inférieure. Les bords de la plaie se mortifièrent rapidement et le blessé succomba en l'espace de 3 jours à des symptômes d'intoxications putrides.

Maisonneuve, ayant observé un cas de gangrène foudroyante avec développement de gaz dans les veines, à la suite de fracture communicative de la jambe, n'hésita pas à en faire la base d'un travail lu à l'Académie des sciences. Il y décrit une variété de gangrène traumatique où des gaz peuvent se former dans les veines, circuler dans le sang et déterminer un empoisonnement presque subit.

Il y a longtemps que l'on a comparé l'état des nouvelles accouchées à celui des blessés qui portent des plaies en suppuration. La surface interne de la matrice se trouve même par la disposition de ses sinus, dans des conditions très-favorables à l'absorption des substances déposées sur elle.

La septicémie puerpérale a été l'objet de deux thèses remarquables : celles de Luroth et de Danyau. Parmi les cas cités, deux malades ont succombé : l'une 14 heures, l'autre 26 heures après l'accouchement. D'après les auteurs,

BIBLIOTHÈQUE NATIONALE R.F. IMPRIMÉS.

on doit attribuer la rapidité de l'intoxication à la putréfaction des caillots sanguins, qui rencontrent dans les sinus utérins béants une large voie de passage. Dernièrement, le docteur Quinquaud a repris les mêmes études en sous-œuvre et les a confirmées par des recherches expérimentales.

En résumé, si toute plaie qui suppure peut absorber, par l'intermédiaire des vaisseaux veineux et lymphatiques, les produits septiques formés à sa surface, notre ligne de conduite est toute tracée : c'est, lorsque l'on ne peut empêcher la suppuration et même sa putréfaction, de chasser hors de la plaie les matières septiques et d'arrêter autant que possible leur transport dans le sang, en agissant sur les bouches absorbantes et leurs conduits, ce qui sera le sujet de considérations ultérieures.

§ 2. — Après la pathogénie si importante de l'infection par les produits de la plaie (septicémie autochthone), analysons celle non moins essentielle de l'infection par la viciation de l'air (septicémie hétérochthone). Depuis longtemps, on avait remarqué que les plaies présentent une gravité beaucoup plus grande dans les hôpitaux qu'à la campagne. Cette différence tient au milieu ambiant. Tous les pathologistes admettent que, sous l'influence de l'encombrement et de l'entassement des malades, l'air se vicie. Cette altération, encore peu connue, semble se produire par l'addition d'un élément nouveau de nature organique, plutôt que par la modification des principes constituants de l'atmosphère.

Sur la nature de cet élément nouveau, on a beaucoup disserté sans être arrivé à une notion bien précise. Pour le professeur Bouchardat, le miasme spécifique ne serait autre chose qu'un virus desséché sous forme de poussière, transmis par l'air, au lieu de l'être par l'inoculation.

Lemaire a recueilli le matin dans des chambrées de caserne et de casemate une certaine quantité d'air, il a reconnu des bactéries, des vibrions et de petits corps diaphanes qu'il regarde comme des microzoaires et des microphytes en voie d'évolution.

Depuis les recherches de Pasteur, on a fait jouer un grand rôle aux organismes végétaux microscopiques. Nous verrons Alphonse Guérin et Lister considérer ces proto-organismes répandus dans l'atmosphère comme les auteurs de la fermentation putride du pus.

D'après ces quelques données, examinons à quelles causes d'infection par l'air est exposé un blessé placé dans un local ou une salle d'hôpital où règne l'encombrement.

L'homme sain, comme l'homme malade, exhale des miasmes. L'activité de ces particules délétères est en raison directe du nombre des malades, de l'étroitesse de l'habitation, du défaut de ventilation.

L'odorat fait souvent reconnaître cette viciation de l'air; la sensation désagréable que l'on éprouve le matin dans une salle de malades ne laisse aucun doute à cet égard.

Dupuytren avait remarqué que dans une salle de 200 blessés confiés à ses soins, l'air n'avait nulle odeur repoussante et aucune complication n'entravait la marche régulière des plaies. Lorsque nos désastres de 1814 et 1815 le forcèrent à élever le nombre des malades de 200 à 250 et 300, l'odorat faisait découvrir dans l'atmosphère de la salle des qualités nouvelles et bientôt on voyait survenir la pourriture d'hôpital et les fièvres de mauvais caractère.

Le dernier siége de Paris, 1870-1871, est un nouvel et douloureux exemple de la funeste influence de l'encombrement joint à la mauvaise alimentation. Les populations de la banlieue, obligées de se réfugier dans l'enceinte de la capitale ainsi que l'armée défensive, avaient augmenté le chiffre de la population de près du tiers. La mortalité des blessés a été effroyable. Vers la fin de l'investissement, les plaies les plus simples se compliquaient d'accidents septicémiques graves et mortels.

Chaussier a démontré que de toutes les substances animales, l'humeur perspirée par les poumons est celle qui se compose le plus vite. Elle s'accumule dans l'air, se putréfie et c'est elle qui donnerait en grande partie l'odeur que l'on remarque le matin, dans un local où ont reposé un certain nombre de malades.

A ces substances, il faut ajouter dans les salles de chirurgie les parties volatiles provenant des plaies et de la décomposition des différentes matières mises en contact avec elles. Aussi tous les observateurs ont-ils constaté, que l'air s'altère plus rapidement dans les salles de chirurgie, que dans celles où l'on traite les maladies rentrant dans le domaine de la pathologie interne.

Les molécules infectantes suspendues dans l'atmosphère se trouvent en rapport avec deux surfaces absorbantes : *la muqueuse pulmonaire* et *la plaie*.

L'appareil respiratoire présente en effet la disposition la plus favorable à l'absorption des particules septiques. Le contact permanent incessamment renouvelé de la muqueuse pulmonaire et du milieu ambiant, sa grande étendue, sa tenacité extrême, sont autant de conditions propices à la pénétration des miasmes.

Les quelques faits suivants montrent que le poumon est une voie rapide d'absorption dont il faut tenir grand compte.

Ambroise Paré rapporte qu'en découvrant le lit d'un pestiféré, pour panser un bubon que ce malade avait dans l'aine et deux charbons fort considérables qui étaient placés au ventre, il fut saisi d'une odeur si fétide, qu'il tomba par terre à l'instant même comme frappé de mort, puis il se releva tout étourdi, ses forces revinrent peu-àpeu, il éternua neuf ou dix fois, eut un épistaxis et n'éprouva aucun accident consécutif.

Pringle, dans son livre des maladies des camps et des prisons, raconte que lors d'un procès, il y eut encombrement à la Cour d'assises de Londres ; quarante personnes succombèrent, plusieurs eurent des taches pétéchiales.

Dans les annales d'hygiène, on trouve le fait suivant. Le 20 avril 1773, des fossoyeurs ayant ouvert une fosse à Dijon et descendu un cadavre, la bière et celle d'un autre, qui avait été enterré le 3 mars précédent, se heurtèrent et s'entrouvrirent ; une odeur fétide força les assistants à s'enfuir. Sur 120 personnes présentes, 114 tombèrent dangereusement malades d'une fièvre putride, accompagnée de pétéchies, d'hémorrhagies et de phlegmons gangréneux.

La thèse de Grisolle et le travail de Gendrin sur ce sujet, renferment beaucoup de cas analogues.

On sait avec quelle promptitude l'odeur des amphithéâtres de dissection se communique aux gaz intestinaux. Il est intéressant de lire l'observation publiée en 1864 par le docteur Guéniot, qui raconte lui-même comment il fut intoxiqué à l'autopsie d'une femme morte en couches, des suites d'une hémorrhagie par insertion vicieuse du placenta.

Après tous ces faits, on ne peut s'empêcher de reconnaître que l'infection de l'air par les miasmes produit des accidents très-graves. Chez un certain nombre de blessés, on voit l'absorption se faire par les voies respiratoires et la plaie ressentir le contre-coup de cette intoxication.

Reste à déterminer quelle est l'influence que *les miasmes peuvent exercer par l'intermédiaire de la plaie* sur l'état général.

Tout le monde connaît l'action que les substances putrides produisent sur celles qui n'ont pas encore subi le travail de putréfaction. Les viandes pourries enfermées dans une armoire avec des viandes saines en hâtent singulièrement la décomposition.

Les expériences faites par Billroth et Hemmer, en vue de rechercher l'effet des matières putrides desséchées et déposées à la surface des plaies, n'ont pas amené des résultats bien probants.

Un fait clinique rapporté par mon ancien collègue des hôpitaux, le docteur Reverdin de Genève, résume mieux que toutes les expériences, les conditions d'intoxication précédemment énoncées.

Un garçon de dix-sept ans est admis dans un service des hôpitaux de Paris, pour une carie de la deuxième phalange du gros orteil accompagnée d'un trajet fistuleux. On le place à côté d'un amputé atteint de gangrène du moignon. La fistule est explorée avec un stylet qui rompt quelques vaisseaux et détermine un léger écoulement sanguin. Dès le lendemain de l'exploration se déclare une lymphangite partant de la fistule. La jambe se tuméfie considérablement, une large eschare se forme sur le dos du pied; ces régions sont bientôt envahies par une inflammation diffuse. Un traitement local approprié, incisions multiples, semble avoir triomphé du mal. Cependant le jeune homme est pris de diarrhée et de vomissements et succombe le huitième jour, au milieu de symptômes ataxo-adynamiques. A l'autopsie, on trouve la congestion des poumons, l'hypérémie et le ramolissement des principaux viscères abdominaux.

Le malade a-t-il été intoxiqué, dans ce cas, par le stylet mal nettoyé, ou bien l'exploration avec l'instrument et le léger écoulement de sang ont-ils mis la plaie dans des conditions favorables à l'absorption des miasmes répandus dans le voisinage, par l'amputé atteint de gangrène? Sans en avoir de preuve bien certaine, nous pensons cependant que toutes les probabilités sont en faveur de la seconde hypothèse. Nous rappellerons à ce sujet, qu'il existe quelquefois dans les hôpitaux de véritables épidémies d'infection purulente dans lesquelles quelque soin de propreté que l'on emploie, les blessés sont pris d'accidents bien que atteints des plaies les plus simples et les plus bénignes.

§ 3. — Ce serait ne pas envisager la pathogénie de la septicémie dans toute son acception que d'oublier l'individualité du blessé. Exposés aux mêmes sources d'infection, tous les organismes n'offrent pas le même degré de receptivité. Bien que lésés dans les mêmes proportions et paraissant doués des mêmes forces, les uns résistent, alors que d'autres succombent. Tel sujet fait du pus pour une simple érosion, quand un autre secrète d'emblée de la lymphe plastique organisable, dans une solution de continuité étendue et profonde. A quelque théorie que l'on se rallie, il faut reconnaître que chaque individu possède une résistance propre dont il faut tenir grand compte. Cependant, toutes choses égales d'ailleurs, un blessé est d'autant plus exposé à la septicémie qu'il est déjà ébranlé dans son organisme au moment de l'accident, par des fatigues physiques et morales comme en temps de guerre, par une affection locale thoracique ou abdominale, par un état diathésique comme la scrofule, par un vice constitutionnel comme la syphilis et l'alcoolisme.

II

De la pathogénie, que nous venons d'exposer, découlent les indications prophyllactiques et thérapeutiques à remplir envers le blessé :

1° Aviser au meilleur mode de pansement, pour prévenir l'infection par la plaie, c'est-à-dire conjurer la septicémie autochthone ;

2° Aérer le milieu où vit et respire le blessé pour le soustraire à l'empoisonnement par la viciation de l'air, c'est-à-dire empêcher la septicémie hétérochthone ;

3° Combattre, par un régime et une médication appropriés, toutes les causes de dépression de l'organisme susceptibles de favoriser le développement des accidents septicémiques ;

En somme, chez un blessé ou un opéré, considérer la plaie, le milieu ambiant et l'état général du patient.

§ 1er. — Contre les produits septiques des plaies, bien des agents destructeurs ont été vantés. L'*alcool* et l'*acide phénique* sont les deux antiseptiques par excellence, les deux seuls qui méritent de fixer notre attention.

L'emploi de l'alcool, seul ou associé au camphre dans les pansements, a eu pour principal auteur Nélaton. En 1864, les docteurs Chedvergne et Gaubjac, internes des hôpitaux, publièrent les résultats satisfaisants des premières expériences de leur illustre maître.

Aujourd'hui, MM. Richet, Gosselin, Guyon et Delens, se montrent partisans très-convaincus de l'efficacité de cet agent antiseptique.

L'alcool agit d'abord en coagulant les matières albumineuses du sang et tout ce qui en provient. Cette coagulation, il la produit, tant à la surface de la plaie, que dans l'intérieur des capillaires les plus voisins. A cette propriété, l'alcool joint une action constrictive, il resserre les capillaires, aussi bien les lymphatiques que les sanguins. De ce double rôle résulte vers la plaie un afflux moins considérable du sang, d'autant plus facilement putrescible, qu'il est versé en plus grande quantité.

Sur les liquides épanchés, l'alcool exerce aussi une action particulière, inexplicable, qui en diminue la putrescibilité. C'est en modifiant les produits de la suppuration qu'il est surtout utile. Chedvergne a observé le premier que l'eau-de-vie détruit les cellules du pus et laisse à leur place des granulations albumino-graisseuses. Dernièrement Gosselin et Bergeron, examinant au microscope les liquides recueillis à la surface de plaies pansées à l'alcool camphré, n'ont pas trouvé les bactéries et les vibrions souvent rencontrés sous les autres pansements.

L'alcool serait donc à la fois antiphlogistique et antiseptique. Antiphlogistique, par la propriété qu'il a de coaguler les liquides phlogogènes et de resserrer les capillaires. Antiseptique, par la faculté qu'il possède de détruire les éléments susceptibles de favoriser la fermentation putride et la formation de la sepsine.

L'usage de l'acide phénique, dans les pansements, est très-récent et de provenance anglaise. Lister d'Edimbourg, en est le promoteur. Suivant cet habile chirurgien, si l'on réalisait l'atmosphère théorique *aseptique*, sans aucun germe ferment, la plaie ne suppurerait pas. Le sérum versé à la surface de la solution de continuité se putréfie, sous l'influence des miasmes, que contiennent l'air atmosphérique, les matières et objets dont on se sert pour les pansements. Ces particules délétères seraient détruites par l'acide phénique. De là, la pratique listérienne, qui consiste à produire autour du blessé, au moment de l'opération ou du pansement, un nuage phéniqué antimiasmatique et de purifier, par le lavage dans une solution phénique, tout ce qui doit toucher les tissus entamés. On peut ne pas accepter entièrement la théorie, mais les faits ont démontré l'excellence de cette pratique.

L'alcool pur ou camphré et l'acide phénique sont désormais regardés comme nécessaires, dans les soins préparatoires destinés à assurer le succès d'une opération ou d'un pansement important.

Ces soins préparatoires les voici :

« En premier lieu la grande propreté des mains et leur
» lavage dans la solution phéniquée au centième ;

» L'immersion dans la même solution de tous les instru-
» ments ;

» L'immersion des éponges dans l'alcool phéniqué pen-
» dant dix à douze heures ;

» Ne pas se servir de cette charpie malpropre, qu'on voit
» rouler sur les lits, passer de mains en mains, et s'im-
» prégner de tous les miasmes de la salle. La charpie, la tar-
» latane, la ouate, les bandes, doivent être tenues enfermées
» dans une boîte et soumises à l'action d'une solution anti-
» septique ;

» En dernier lieu la production d'un nuage phéniqué
» autour du blessé. »

Avec toutes ces précautions, je ne crois cependant pas que vous aurez réalisé, suivant l'heureuse expression de Lister, l'atmosphère théorique *aseptique* et que n'ayant plus à redouter l'action funeste des vibrions ferments, vous pourrez tenter la réunion immédiate complète dans les grandes plaies et obtenir d'emblée la suppression de la suppuration, source de la septicémie.

Ce serait vous illusionner et vous exposer, comme nous le verrons plus loin, aux plus amères déceptions.

La réunion immédiate complète n'est possible en général que dans les plaies *étroites*, à *bords nets*, *homogènes* et *faciles* à affronter : mais il y a une réunion immédiate partielle, très-apte à diminuer la suppuration et les accidents septicémiques, que l'on peut obtenir, dans les grandes solutions de continuité, par la combinaison des liquides antiseptiques à certaine méthode de pansement. Examinons succinctement par quelle série de modifications heureuses et nouvelles, on est arrivé à cette perfection.

Alphonse Guérin, observant pendant le siége de Paris (1870-1871), que presque tous les amputés succombaient, pensa que l'air vicié par l'encombrement de la capitale était la cause de cette mortalité. S'inspirant de la découverte de Pasteur, sur les germes ferments, il crut que les vibrions répandus dans l'atmosphère déterminaient, par leur mélange avec les liquides des plaies, la fermentation putride et par suite l'intoxication purulente. Empêcher l'arrivée de l'air sur la plaie et par conséquent celle des vibrions ferments, telle était la déduction pratique de cette doctrine pathogénique. Aussi, l'éminent chirurgien de Saint-Louis s'empressa-t-il de pratiquer l'occlusion des grandes plaies.

Il employa la ouate et fit, pour les amputés et les blessures sans amputation, des appareils ouatés à compression élastique.

Pour cela, il recouvre la plaie et le membre à une grande distance, *au-dessus* quand il s'agit d'un moignon, *au-dessus et au-dessous* quand il s'agit d'une blessure sans amputation, d'une couche de ouate d'environ douze centimètres d'épaisseur. Sur ce coton, il enroule une bande de toile et serre très-fortement. La compression, grâce à l'élasticité du tissu employé, n'est jamais assez forte pour arrêter la circulation et provoquer de la douleur.

Il a soin, dans le cas d'amputation, de ramener assez de

jets de bande sur le moignon, pour recouvrir entièrement la couche de ouate appliquée sur la plaie. Le bandage remonte jusqu'à la racine du membre et même sur le tronc, quand l'opération est faite sur la cuisse ou le bras. Il dépasse le segment du membre coupé, pour arriver jusqu'à la moitié du segment placé au-dessus : *au milieu* de la cuisse, par exemple, si la jambe a été sectionnée, *au-dessus de la partie moyenne* du bras lorsque l'ablation porte sur l'avant-bras. Pour rendre l'appareil plus fixe et moins perméable, on a parfois enduit la bande de contention de goudron ou de silicate de potasse. Il n'est pas changé durant vingt à vingt-deux jours. Le second ou le troisième jour, on surajoute de nouvelles couches de ouate et de nouvelles bandes, chaque fois que les liquides de la plaie, après avoir imbibé le pansement, arrivent jusqu'au dehors.

Il semble, de prime abord, que M. Alphonse Guérin ait résous son problème et que l'introduction de l'air et des miasmes qu'il contient soit absolument impossible, à travers une couche de ouate épaisse de dix à douze centimètres et recouverte de nombreux tours de bande fortement serrés.

Si les faits ont démontré la supériorité relative du pansement ouaté et s'il faut lui attribuer les succès obtenus par son auteur, alors que tous ses confrères n'éprouvaient que des revers par le pansement ouvert, ce n'est point dans la suppression complète de l'accès de l'air sur la plaie, qu'il faut en chercher l'explication. Car si cette théorie était vraie, on n'eût pas trouvé le pus fétide et rempli d'organismes inférieurs, dans les cas les plus heureux, lors de l'ablation du premier pansement.

A quoi donc attribuer les succès de l'appareil ouaté occlusif? à bien des effets salutaires.

Cet appareil protége incontestablement la plaie contre l'action du milieu. Il filtre l'air. Celui-ci, en traversant la couche de ouate, perd une partie de ses propriétés malfaisantes. Sans s'opposer complétement à l'entrée des vibrions et des miasmes, la ouate en arrête une certaine quantité. L'air aussi, par son passage à travers la couche épaisse de coton, se réchauffe et n'arrive à la plaie, qu'après avoir acquis à peu près le même degré de chaleur qu'elle : aussi le pansement ouaté maintient une température constante autour des tissus lésés. Ce n'est pas son moindre avantage, car il supprime ainsi les variations atmosphériques brusques, qui exercent probablement une grande influence sur la production des ferments pathologiques. On sait qu'on se sert avec un plein succès de la ouate pour conserver les fleurs avec tout l'éclat et la fraîcheur de leur coloris, ce qui prouve qu'elle empêche les oxydations en même temps que les fermentations.

Le pansement ouaté occlusif protége la plaie contre les corps étrangers, les frottements et les chocs, à tel point que l'on peut presser fortement sur le lien de la plaie sans produire de la douleur. Il assure par la compression et la contention qu'engendrent les couches intérieures de ouate, le maintien des parties molles, l'agglutination des lèvres de la solution de continuité, et empêche la formation de cavités, qui appellent pour ainsi dire le pus et la sérosité. Cette compression des parties molles agit sur les vaisseaux, les aplatit, les oblitère, arrête l'écoulement sanguin et gêne assez la circulation dans les lymphatiques et les veines, pour que le transport des matières septiques soit sinon arrêté, du moins diminué.

On peut donc résumer l'action de l'appareil Alphonse Guérin en disant qu'il est en même temps antiphlogistique et antiseptique.

Antiphlogistique par la compression et la contention des tissus, car le premier antiphlogistique des plaies est l'immobilité.

Antiseptique par la protection de la plaie contre les actions chimiques et mécaniques de l'air, par la gêne de la circulation dans les vaisseaux qui resorbent le poison septique.

Le pansement ouaté occlusif et rare a donné de merveilleux résultats. Des plaies d'amputation de jambes et de cuisse se sont cicatrisées dans 12, 20, 22 jours. De là grand enthousiasme. Mais cette occlusion forcée, cette occlusion à outrance, a entraîné, dans maintes circonstances, des conséquences déplorables. On fermait les plaies et on les fermait si bien, que lorsque la suppuration survenait avec trop d'abondance ou qu'une inflammation phlegmoneuse s'y déclarait, des complications formidables venaient compromettre la vie du blessé. En enlevant le pansement le chirurgien se trouvait en face d'un membre infiltré de pus et d'accidents septicémiques irremédiables.

Un zèle trop exclusif à prévenir l'entrée dans les plaies de certains germes redoutés, avait laissé inaperçu le danger qu'on affronte, en s'opposant à la sortie hors des plaies et blessures de ce qui doit les aggraver d'une manière certaine.

Qu'est-ce que la gangrène, si petite qu'elle soit, enfermée dans un pansement occlusif trop rigoureux, sinon une source d'empoisonnement rivée aux flancs de la blessure ?

Que sont ces épines irritantes, comme les esquilles complétement détachées dans un foyer de suppuration ? Que sont ces fragments d'étoffe, de cuir, de bois, entraînés souvent dans le trajet d'un projectile et ce projectile lui-même, sinon des objets bons à éliminer le plus tôt possible ?

Si protéger les plaies est une bonne chose, les trop protéger a ses inconvénients graves.

Telle est la série d'objections on ne peut plus judicieuses soulevées par les chirurgiens qui avaient immédiatement apprécié tous les dangers inhérents à l'appareil trop occlusif d'Alphonse Guérin.

Embrassant en effet dans une conception plus vraie l'ensemble des plaies, on discerne bientôt que ce n'est pas une seule *indication*, mais bien deux *indications* qui doivent dominer le pansement. La *protection* de la plaie et la *libre sortie* de ce qui doit en être éliminé, l'indication *protectionniste* unie à celle de la *libre sortie*.

Cette double indication a été habilement remplie par le docteur Azam de Bordeaux. Au pansement ouaté occlusif, ce chirurgien a joint le drainage et la suture profonde. Cette combinaison était préparée depuis longtemps ; ses excellents résultats ont été livrés à la publicité dans un mémoire récemment lu à l'Académie de Médecine.

Le pansement de l'Ecole de Bordeaux est un pansement occlusif imparfait avec conservation volontaire d'une cavité retro-suturale traversée par un drain de gros calibre. Il a surtout été employé dans les amputations. On place à la partie inférieure de l'os ou des deux os un gros drain dont les deux bouts sont réunis en anse sur le membre. Un aide affronte les lambeaux dans toute leur étendue et les fixe à l'aide de fils d'argent par deux ou trois points de suture enchevillée, qu'il place à 4 ou 5 centimètres au-dessus de la ligne de section de la peau et qu'il fixe comme d'usage à une sonde en gomme. C'est là, la suture profonde si importante pour faciliter la réunion immédiate des lambeaux dans une étendue plus ou moins grande de leur profondeur. On fait une suture entortillée de la peau, en ne laissant aux extrémités du moignon, que le passage le plus étroit pour le drain et les ligatures. C'est là, la suture superficielle destinée à favoriser la réunion immédiate des téguments. Le tout est enveloppé de ouate suivant la méthode de Guérin.

Ainsi se trouvent accordées dans une harmonie parfaite

trois indications capitales dans le traitement des plaies : l'indication protectionniste par la couche de ouate; celle de la libre sortie par le drain ; celle de la réunion immédiate par la suture profonde et superficielle.

Sur 202 opérés traités par ce mode de pansement dans les hôpitaux de Bordeaux il n'y a eu que 12 morts : statistique éloquente !

Encore quelques modifications empruntées à la pratique de Lister et l'enseignement clinique des hôpitaux de Paris : nous allons voir le pansement d'Azam, combinaison ingénieuse de l'occlusion ouatée au drainage et à la suture profonde et superficielle, acquérir l'assentiment de la généralité des chirurgiens.

Lister, dans son pansement si vanté, recommande la solution phéniquée et les ligatures en fil de catgut qui sont résorbés et ne jouent pas le rôle de corps étrangers comme les fils végétaux.

A l'évacuation spontanée du pus, Maisonneuve et Jules Guérin veulent que l'on joigne l'écoulement artificiel, c'est-à-dire l'aspiration.

Richet, Gosselin, Verneuil, sont très-partisans des injections détersives, désinfectantes et antiseptiques.

Grâce à ces perfectionnements, nous arrivons à un pansement mixte, auquel beaucoup ont contribué et dont personne ne peut revendiquer la priorité. Né des inventions modernes, il paraît adopté par la chirurgie française comme le meilleur des pansements préservateurs et prophylactiques des infections chirurgicales.

Résumons ses conditions d'efficacité et d'application :

L'épaisse couche de ouate employée suivant le procédé d'Alphonse Guérin protége la plaie contre les chocs, l'influence nocive de l'air vicié et les changements de température.

Les sutures profondes et superficielles, au moyen de fils

de catgut, conseillées par Roux, mises en pratique par Lister et les chirurgiens de Bordeaux, permettent d'affronter les tissus sans les irriter et de favoriser la réunion immédiate sur une grande étendue de la solution de continuité. La suppuration est ainsi très-notablement diminuée, et conséquemment la tendance à la production d'accidents septicémiques.

Par le drainage, invention si habile de Chassagnac, dont Azam a su démontrer la grande utilité, les liquides infectieux s'écoulent librement au dehors ainsi que la plupart des corps étrangers inclus au sein des parties lésées.

Le drain offre de plus la double ressource d'un conduit, par où l'on peut opérer l'aspiration des liquides putrides, à l'exemple de Jules Guérin et Maisonneuve et surtout pratiquer suivant le conseil de Richet, Gosselin et Verneuil, des injections d'acide phénique et d'alcool, aptes à resserrer les vaisseaux capillaires, coaguler les liquides putrescibles et modifier la surface suppurante et ses produits.

Ainsi se trouvent réalisées les indications antisepticémiques, que la pathogénie de l'infection par les substances septiques issues de la plaie nous avait laissé entrevoir.

Cette méthode de pansement est applicable, aux amputations, aux plaies résultant de l'ablation de tumeurs situées dans les différentes régions du corps, aux fractures compliquées de la continuité et de la contiguité, en somme aux grands traumatismes de la pratique chirurgicale en temps de paix comme en temps de guerre.

Restent certaines solutions de continuité des parties molles très-étendues et irrégulières, ne pouvant se plier à la méthode semi-occlusive et imposant un pansement ouvert. Ici encore la ouate unie aux solutions antiseptiques rendra d'éminents services.

§ 2. — Nous venons d'indiquer les moyens de conjurer

les accidents septicémiques provenant de la plaie. L'indication de soustraire le blessé aux funestes effets de l'air vicié par l'encombrement est non moins essentielle. Il faudra donc placer le blessé exposé par la gravité du traumatisme, à l'intoxication purulente, dans un local non encombré et où le renouvellement de l'air soit possible.

Pour ces sujets, il est nécessaire d'avoir dans les hôpitaux de grandes pièces isolées, ne recevant que trois ou quatre personnes et où l'aération soit facile. Ces pièces peuvent à la rigueur se prendre dans un bâtiment ordinaire, mais les conditions hygiéniques sont mieux réalisées par une tente de quatre à six lits, placée dans un grand espace, comme notre excellente et judicieuse administration en a fait construire dans l'enclos de l'hospice ; pratique, du reste, répandue dans les principaux hôpitaux de Paris et ceux des grands centres.

A défaut de tentes, d'une installation parfaite, on peut avoir recours à de simples tentes-abri élevées dans la cour ou le jardin attenant à la salle d'hôpital. On y transporte les blessés pendant le jour, lorsque la température le permet.

Si le blessé est dans une maison particulière, on doit, autant que possible, lui procurer une chambre spacieuse, exposée au levant et au midi, pourvue d'une large fenêtre au moins, et pour la saison où l'on doit faire du feu, d'une cheminée chauffant très-bien, afin que l'on puisse ouvrir de temps en temps, sans refroidir l'appartement.

Sous ce rapport, la maison de santé de Saint-Martin, élevée à nos côtés, dans un vaste enclos, est un modèle : elle est composée d'une succession de chambres spacieuses, isolées les unes des autres et distribuées suivant toutes les règles de l'hygiène. Les succès qu'on y obtient justifient pleinement mon assertion.

Si, comme cela est encore trop commun dans les hôpitaux, le blessé doit séjourner constamment dans une salle plus ou moins encombrée, notre seule ressource est de recommander le renouvellement de l'air, le moins imparfait possible, par l'ouverture permanente des fenêtres quand la saison le permet, par leur ouverture temporaire lorsqu'on ne peut faire mieux.

On a beaucoup admiré, dans ces derniers temps, les ventilateurs artificiels contruits à grands frais dans certains hôpitaux de Paris, Lariboisière et Beaujon. Mais les faits ne parlent pas en leur faveur. Ces vastes appareils se bornent à établir des courants très-étroits et limités, au lieu des grands courants que font naître les fenêtres ouvertes et les vastes cheminées tirant convenablement, ce que l'on peut observer à l'hôpital Saint-Louis de Paris, pour les salles destinées aux blessés : aussi l'aération y donne d'excellents résultats.

§ 3. — Après avoir pansé la plaie, veillé à la salubrité du milieu ambiant, prenons en considération l'état général du blessé.

Il est sous le coup d'une double dépression physique et morale. Dépression physique, par la perte de sang que lui a infligée le traumatisme et que produira la suppression consécutive, par les fatigues et les privations antérieures à la blessure surtout en temps de guerre, par les vices constitutionnels dont il est souvent atteint, alcoolisme, scrofule, syphilis, par une lésion organique vers le cœur, le foie, les poumons. Toutes ces causes d'affaiblissement nécessitent un traitement tonique et quelquefois spécial. Alimentez les blessés, employez les alcooliques et particulièrement la potion de Towd. Cette pratique est désormais sanctionnée par l'expérience.

Pour soutenir les forces morales, c'est au chirurgien à réconforter avec des promesses encourageantes le blessé, sans cesse préoccupé par la crainte de perdre la vie ou l'usage de la partie mutilée.

Je vous ai signalé des antiseptiques locaux pour la plaie, on a préconisé aussi un antiseptique à effet général pour l'organisme, le sulfate de quinine. A dose élevée, ce médicament a donné trois succès rapportés par Alp. Guérin et Gosselin, dans la discussion à l'Académie, sur l'infection purulente. La dose de ce médicament a été de deux grammes cinquante centigrammes pendant une quinzaine de jours. Certes, le nombre des réussites est très-restreint pour démontrer l'efficacité réelle de cet agent médicamenteux. On peut objecter que ces quelques sujets privilégiés seraient probablement guéris sans quinine. Le doute est bien permis. Cependant loin de jeter le scepticisme dans vos esprits et de vous conseiller de rester spectateurs impassibles, dans la lutte que l'organisme soutient contre l'intoxication septicémique, je vous engage à associer le sulfate de quinine aux alcooliques dès le début du mal et même à titre de médication préventive.

Par la combinaison des ressources prophylactiques et thérapeutiques que je viens d'enseigner, vous aurez mis de votre côté toutes les chances de réussite. Parfois, après avoir mené votre blessé à travers mille écueils, au port de la guérison, un frisson violent et subit éclatera, premier symptôme de la pyohémie, qui viendra vous ravir tout le fruit de vos soins. Mais en compensation de ces déceptions poignantes vous obtiendrez, à l'aide des moyens préconisés, des succès inespérés.

Aussi, en face des traumantismes les plus graves, des délabrements les plus profonds, ne désespérez pas. Pansez avec zèle et habileté, vous souvenant de la devise d'Ambroise Paré : « Je le panse, Dieu le guérit. »

BIBLIOTHÈQUE NATIONALE R.F. IMPRIMÉS

TRAVAUX DU MÊME AUTEUR

LEÇONS SUR LA CATARACTE du docteur Foucher, professeur d'opthalmologie à la Faculté de Médecine de Paris, recueillies et publiées par MM. Bousseau et Vaslin, internes des hôpitaux de Paris. — 1 volume in-8°, avec figures dans le texte.

DU TRAITEMENT DE LA DIPHTHÉRIE et de ses deux principales manifestations : l'angine pharyngée et laryngée ou croup.

ÉTUDE SUR LES PLAIES PAR ARMES A FEU. — Un volume in-8°, avec 22 planches en lithographie, dessinées d'après nature. — Ouvrage couronné par la Société de Chirurgie de Paris et l'Institut (Académie des Sciences).

www.ingramcontent.com/pod-product-compliance
Ingram Content Group UK Ltd.
Pitfield, Milton Keynes, MK11 3LW, UK
UKHW012115240726
13965UKWH00004B/1786

9 782013 044998